Dieta do Intestino Em português/ Intestine Diet In Portuguese

Charlie Mason

Índice

dificuldade ou danos que podem os suceder após assumir as informações aqui descritas.

Adicionalmente, as informações encontradas nas seguintes páginas são apenas para fins informativos e devem então ser consideradas universais. Como é própria de sua natureza, a informação apresentada não tem garantia em relação à sua validade contínua ou qualidade provisória. As marcas registradas mencionadas foram feitas sem consentimento escrito e não podem de modo algum ser consideradas um patrocínio do titular da marca.

Introdução

Parabéns por adquirir *A dieta completa do intestino* e obrigado por obtê-lo.

Você já se perguntou por que seu intestino nem sempre funciona bem? Ou talvez você tenha sintomas de inchaço, inflamação ou até mesmo intestino irritável. Se isso soa familiar, então considere-se com sorte. Pois acabou de baixar o melhor livrinho do mercado para ajudá-lo comer direito, obter bactérias boas e adequadas e controlar seu intestino.

Quando nosso revestimento intestinal está comprometido, pode causar muitos problemas de saúde. Esses problemas também podem impedi-lo de perder peso, dormir e ter energia. Ao baixar este livro, você deu o primeiro passo para ser mais saudável, com mais energia e sono do que nunca. Experimente uma dessas receitas deliciosas hoje e comece a ganhar as recompensas massivas que poderá encontrar com um intestino saudável.

Existem muitos livros sobre esse assunto no mercado, obrigado novamente por escolher este! Todos os esforços foram feitos para garantir que ele contenha o máximo de informações úteis possível, aproveite!

Capítulo 1:Informação sobre a Dieta do INTESTINO

Como nosso intestino afeta nosso estilo de vida?

Microbiomas são um ecossistema vivo de bactérias que vivem dentro de nossos corpos. Microbiomas são uma parte importante de nosso estilo de vida saudável. Existe uma grande quantidade de flora, bactérias boas, que reside em nosso intestino. Elas também residem na boca, na pele e em várias partes do corpo. Eles fornecem muitos benefícios para a saúde. Ao adicionar probióticos junto com seus microbiomas, você poderá ter um intestino saudável assim como um estilo de vida também saudável.

São várias as maneiras pelas quais os microbiomas fornecem suporte ao seu estilo de vida, algumas podem ser encontradas abaixo.

- Suporte ao seu sistema imune
- Aumento de suas fontes naturais de energia
- Manutenção do seu peso ideal
- Sono suficiente
- Suporte ao seu metabolismo
- Ganhar clareza
- Eliminar o intestino gotejante
- Melhora do seu humor e uma sensação de bem-estar
- Limpeza e mais vitalidade na pele.
- Dá a você um sorriso radiante

Como a junk food afeta nosso intestino?

Não é nenhum segredo que a junk food é ruim para nós. Na verdade, existem vários estudos que mostram como a junk food afeta seu corpo. Ela pode dizimar seus micróbios intestinais. Ao matá-los, traz muito mais problemas do que você imagina. Já experimentou desejos por junk food? Muitas vezes as pessoas anseiam por junk food, mesmo que não estejam com fome. Essa comida lixo ensina seu intestino a comunicar ao cérebro que precisa dela para funcionar. Você tem 10 trilhões de bactérias localizadas em seu estômago, e cada uma delas está enviando mensagens para outras partes do seu corpo.

Seu intestino falará com seu cérebro, e então o cérebro falará com seu intestino. Há um décimo de suas terminações nervosas atribuídas à tarefa de backchanneling, o que ajuda a controlar seus micróbios no intestino. A maioria dos sistemas do seu corpo está funcionando no piloto automático e os sinais que são enviados a você desencadearão certas respostas. Sua microbiota aprendeu através de uma vida inteira de hábitos alimentares o que você precisa. Essa pode ser a principal causa que o faz acordar de manhã com vontade de comer um donut. Os desejos são como memorandos que seu intestino envia ao cérebro. Os micróbios enviarão um sinal que contém uma lista de açúcares, carboidratos e gorduras que eles gostariam de receber.

Shigella Flexnerian é um micróbio que envia o sinal de desejo de açúcar. Ele se torna virulento e começa a enviar sinais fortes dizendo ao corpo para comer açúcar. Quando eles enviam este sinal, faz disparar aquele sentimento de desejo profundamente enraizado que você tem quando sua mente está dizendo que precisa daquela barra de chocolate. É difícil perceber que esse desejo está sendo desencadeado por micróbios. Em vez disso,

Você só vai ficar sentado lá e de repente querer uma barra de chocolate.

Açúcar refinado e adoçantes são um grande não, no mundo da dieta. O açúcar é conhecido por alimentar o fermento. Isso permite uma superpopulação e, essencialmente, um número maior de bactérias positivas em seu trato digestivo. Existem algumas condições que são encontradas com o consumo de açúcar. Sabe-se que o super crescimento bacteriano no intestino delgado está relacionado ao consumo de açúcar refinado. Essas condições podem promover a permeabilidade intestinal. Doces e guloseimas, junto com álcool e farinha branca são alguns exemplos de alimentos que destroem as bactérias intestinais saudáveis. No entanto, adoçantes alternativos, como a estévia de folhas verdes e o néctar de coco, podem ser usados no lugar do açúcar e dos adoçantes artificias.

Muitas das condições que podem advir do açúcar e da junk food estão listadas abaixo.

- Dor de cabeça
- Depressão
- Acne
- Problemas dentários
- Doença cardíaca e derrame
- Falta de ar
- Ganho de peso
- Pressão alta
- Picos de açúcar no sangue
- Calorias extras
- Resistência à insulina
- Inchaço e inflamação

Por que os antibióticos estão eliminando nossas bactérias boas?

Não só há um aumento do uso de antibióticos nos centros médicos, mas também um grande uso de antibióticos em nossa alimentação. Muitas fazendas estão usando antibióticos para manutenção do sistema imunológico. Um dos efeitos colaterais de um antibiótico, infelizmente, é que, em vez de apenas matar as bactérias ruins, eles também matam as bactérias boas do intestino. Ao reduzir as bactérias saudáveis em seu intestino, você pode causar intestino gotejante, bem como outras condições de saúde.

- Levar ao eczema
- Função imunológica enfraquecia
- Insônia
- Desequilíbrio hormonal
- Criar transtornos de humor, como ansiedade.

Clostridium difficile é uma das bactérias mais comuns que podem contribuir para a conexão entre os profissionais de saúde e o uso de antibióticos. Este clostridium difficile é uma infecção que se coloniza no intestino e pode resultar em doença intestinal. As taxas dessa infecção têm aumentado desde o início do uso excessivo de antibióticos. Como eles matam as bactérias positivas em nossos intestinos, não temos como combater os sintomas, que podem consistir em diarreia leve e, eventualmente, sintomas mais sérios que podem incluir dor abdominal, febre e, mesmo em casos graves, morte.

Como nosso intestino é responsável por alergias, intolerâncias alimentares e obesidade?

Quando enchemos nosso intestino com alimentos aos quais somos alérgicos, podemos causar desequilíbrios e ganho de peso. As alergias contribuem par muitas condições de saúde diagnosticadas hoje. Doenças inflamatórias, obesidade, intestino gotejante e muitas outras condições podem ser resultado de uma alergia alimentar.

Então, como podemos combater todas essas condições associadas à saúde intestinal?

1. Comece eliminando alimentos da sua dieta. Corte o glúten, os ovos, o milho, o amendoim e o fermento de sua dieta.
2. Desfrute de uma dieta baseada em vegetais, alimentos integrais e rica em fibras. Eles vão alimentar as bactérias boas que revestem o estômago, além de fornecer os nutrientes de que você precisa para um desempenho ideal.
3. Use probióticos para adicionar bactérias saudáveis em seu intestino. Você só deve usar aqueles que contêm 10 bilhões de UFC de espécies bifidobacterianas e lactobacilos. Tome probióticos diariamente para aumentar as bactérias saudáveis em seu intestino.

Capítulo 2: Receitas de café da manhã (8 receitas)

Torradas doces e salgadas de café da manhã

Ingredientes:

- Sementes de girassol torradas Tamari (localizadas na seção de sobremesas deste livro)
- Pão germinado, torrado
- Fatias de morango ou fatias finas de maçãs
- Manteiga de amêndoas
- Compota de maçã

Método de preparação:

1. Usando sua torradeira, torrar o pão e cobrir com um pouco de manteiga de amêndoa e compota de maçã.
2. Empilhe morangos e maçãs fatiadas em cima do pão e polvilhe com sementes de girassol.

Aveia em flocos finos com semente de papoula e limão

Ingredientes

- Extrato de baunilha (½ colher de sopa)
- Aveia em flocos finos (1/2 xícara)
- Raspas de limão (1 colher de sopa)
- Sementes de papoula (1 colher de sopa)
- Água (2 xícaras)
- Açúcar de coco (1 colher de sopa)
- Leite não lácteo e amêndoas picadas para servir

Método de preparação:

1. Em uma peneira de malha fina, enxágue a aveia. Retire todo o excesso de água e coloque-a na panela instantâneo.
2. Adicione água, mexa e feche a tampa. Certifique-se de que está apontando na posição de vedação. Use a configuração manual e defina o cronômetro para 10 minutos. Use o método de liberação manual quando o cronômetro emitir um bipe.
3. Libere toda a pressão, remova a tampa e adicione o açúcar de coco, as raspas de limão, sementes de papoula e a baunilha. A aveia ficará aguada, mas a absorverá quando esfriar. Esfrie a aveia completamente e guarde na geladeira.
4. Sirva a aveia quente com um pouco de leite não lácteo e amêndoas picadas.

Cereais matinais com bananas, mirtilos e nozes

Ingredientes:

- Painço frio (½ xícara), cozido
- Quinoa fria (½ xícara), cozida
- Mirtilos (¼ de xícara)
- Banana (1/2), cortada em fatias
- Maçã (1/4), picada
- Nozes (2 colheres de sopa), picadas
- Xarope de bordo (1 colher de sopa)
- Leite de amêndoas (1 xícara) fresco

Método de preparação:

1. Coloque todos os ingredientes em uma tigela e despeje o leite de amêndoas por cima.

Tofu mexido na torrada

Ingredientes

- tofu (1 bloco) firme, drenado e prensado
- Especiarias (½ colher de chá)
- Cebola
- Alho
- Páprica defumada
- Cúrcuma em pó
- Manjericão seco
- Pimenta preta
- Sal negro (3/4 colher de chá) "Kala Namak"

Método de preparo:

1. Enxágue o tofu e, em seguida, pressione toda a umidade usando uma tábua de cortar e várias latas colocadas em cima do tofu.
2. Enquanto espera, coloque os temperos na tigela e mexa.
3. Depois de bem drenado, coloque o tofu em uma tigela com temperos e amasse com um espremedor de batatas. Não deve haver grandes protuberâncias.
4. Mexa para ficar bem misturado. Guarde durante a noite em um recipiente hermético na geladeira.
5. Aqueça a frigideira em fogo médio-baixo. Coloque o tofu e sele por 5 minutos, virando enquanto cozinha. Certifique-se de que esteja totalmente selado.
6. Coloque em cima da torrada germinada com tomate e cebolinha. Você pode usar qualquer outra cobertura que desejar. Abacate e brotos serão um delicioso café da manhã.

Muffins com semente de papoula e limão

Ingredientes:

- Compota de maçã (1 1/2 xícara), sem açúcar
- Tâmaras (4 grandes), sem caroço, de molho e ferva por 10 minutos
- Extrato de baunilha (1 colher de sopa)
- Sal (1/4 colher de chá)
- Raspas de limão (1 colher de sopa)
- Xarope de bordo (1/4 xícara), 100% puro
- Leite (3/4 xícara), sem açúcar, não lácteo
- Suco de limão (2 colheres de sopa)
- Aveia em flocos (2 ¼ xícaras), comum
- Sementes de papoula (2 colheres de sopa)
- Fermento em pó (1 colher de chá)
- Bicarbonato de sódio (1 colher de chá)

Método de preparo:

1. Pré-aqueça o forno a 175° C. Forre uma forma de pudim.
2. Raspe o limão em uma tigela. Misture nela o suco de limão e o leite não lácteo. Reserve.
3. Misture o bicarbonato de sódio, a aveia, o fermento em pó e o sal no liquidificador por cerca de 15 segundos. Deve ficar em pó. Despeje em outra tigela.
4. Drene a água das tâmaras e descarte. Mova as tâmaras para o liquidificador e adicione a mistura de leite não lácteo/limão, o xarope de bordo, o purê de maçã e a baunilha. Misture suavemente.
5. Despeje a mistura na tigela com os ingredientes em pó. Misture as sementes de papoula e as raspas de limão. Tenha cuidado para não misturar demais.

6. Divida uniformemente em 12 muffins.
7. Asse por 30 minutos e deixe esfriar.

Vitamina de cúrcuma e amora

Ingredientes:

- Água (1 xícara)
- Leite de soja (1 xícara) sem açúcar
- Abacate (1/4)
- Raiz de cúrcuma (1 tamanho de um dedão pedaço), não é preciso descascar
- Banana (1 grande), madura ou várias pequenas maduras
- Amoras (1 xícara), congeladas
- Acelga chinesa (2 xícaras)
- Sementes de cânhamo (1 colher de sopa)

Método de preparação:

1. Bata todos os ingredientes até ficar cremoso e homogêneo.

Muffins de abóbora com especiarias

Ingredientes:

- Passas (1/2 xícara)
- Extrato de baunilha (1 colher de sopa)
- Purê de abóbora (1 xícara), 100% puro
- Tâmaras (4 grandes) sem caroço, de olho em água quente por 10 minutos
- Bicarbonato de sódio (1 colher de chá)
- Leite (1 xícara), sem açúcar e não lácteo
- Água de imersão das tâmaras(2 colheres de sopa)
- Nozes pecãs (1/2 xícara), picadas
- Xarope de bordo (0.25 xícara), 100% purê
- Vinagre de maçã (2 colheres de sopa)
- Aveia em flocos (2 ½ xícaras), comum
- Canela (2 colheres de chá)
- Fermento em pó (1 colher de chá)
- Noz-moscada (1/2 colher de chá), moída
- Cravo da Índia (1/4 colher de chá), moído
- Manteiga de semente de girassol (2 colheres de sopa)
- Sal (1/4 colher de chá)
- Gengibre (1/2 colher de chá), pó

Método de preparo:

1. Pré aqueça o forno a 175 °C e forre a forma de muffin.
2. Adicione o vinagre de maçã e o leite não lácteo em uma tigela. Misture e deixe reservado .
3. Coloque o bicarbonato de sódio, a aveia, o gengibre, o fermento em pó, o cravo-da-índia moída, a canela, a noz-moscada em pó e o sal do liquidificador. Bata até virar pó. Transfira para outra tigela.

4. Coloque 2 colheres de sopa da água de molho em um liquidificador e descarte o restante. Adicione as tâmaras, a mistura de vinagre e leite não-lácteo, a manteiga de sementes ou nozes, o xarope de bordo, o purê de abóbora e a baunilha. Misture suavemente.
5. Despeje a mistura líquida na tigela com os ingredientes secos, misturando-os delicadamente. Certifique-se de não misturar demais. Junte as passas e a nozes pecãs picadas.
6. Divida uniformemente em 12 forminhas de muffin, enchendo até o topo das formas.
7. Asse por 18 a 20 minutos. O palito deve ficar limpo quando removido do centro do muffin.

Patê de cogumelos e nozes – Integral e vegetariana

Autora: Molly Patrick de Clean Food Dirty Girl

Ingredientes:

- 4 dentes de alho amassados
- 1 xícara cebola roxa 130g, picada
- 1/2 xícara salsinha 16g, embalada frouxamente
- 1 colher de chá estragão seco
- 3/4 colher de chá sal marinho 5g
- 1 colher de chá gengibre descascado e ralado 6g
- 5 voltas de pimenta preta moída
- 2 xícaras cogumelos 170g, fatiados
- 2 colheres de sopa água 30ml
- 2 xícara nozes 180g
- 1 colher de chá suco de limão 5ml

Método de preparação:

1. Aqueça uma frigideira em fogo médio por um minuto ou mais até que fique bem quente.
2. Junte a cebola, o alho, o gengibre, a salsa, o estragão, o sal marinho e a pimenta-do-reino, e cozinhe por 3 minutos, mexendo sempre, para que os ingredientes não grudem no fundo da panela. Se começarem a grudar, apenas adicione um pouco de água.
3. Adicione os cogumelos e 2 colheres de sopa de água e cozinhe por 4 minutos, mexendo intermitentemente.
4. Bata no processador por aproximadamente 15 minutos, ou até ficar homogêneo, as nozes, o suco de limão e a mistura de cebola e cogumelos.
5. Ocasionalmente, interrompa o processamento. Use uma espátula de borracha para empurrar para baixo qualquer parte do patê que se acumulou na lateral do processador de alimentos.
6. Refrigere por no mínimo uma hora antes de servir. Sirva com rodelas de pepino ou pão torrado germinado.

Capítulo 3: Receitas para almoço (8 receitas)

Salada de cereais cítricos

Ingredientes:

- Água (3/4 xícara)
- Cebola verde (3), cortadas em fatias finas
- Sal (3/4 colher de chá)
- Cuscuz (1 xícara)
- Manjericão (1/2 colher de chá), desidratado
- Trigo Bulgur (½ xícara)
- Ervilhas congeladas (1 xícara)
- Pimenta preta
- Pimentão vermelho, picado (1 xícara)
- Sal
- Menta fresca (3 colheres de sopa), picada fina
- Pimenta vermelha (¼ colher de chá), flocos secos
- Salsinha, picada fina (1/4 xícara)
- Suco de limão (2 colheres de sopa)
- Coentro em pó (1/4 colher de chá)
- Suco de limão (2 colheres de sopa)
- Tomilho(1/4 colher de chá), desidratado
- Raspas de limão (11/4 colher de chá)
- Alho (1 colher de chá), granulado

Método de preparo:

1. Ferva a água e o sal em uma panela.
2. Retire do fogo e acrescente o trigo bulgur e o cuscuz. Cubra com a tampa e deixe descansar por 20 minutos. Coloque os grãos em uma tigela e afofe usando um garfo.

3. Coloque o restante dos ingredientes em uma tigela e mexa delicadamente para misturar. Sirva morno ou em temperatura ambiente.

Sopa de gengibre e cenoura

Ingredientes:

- Sal (1 colher de chá)
- Leite de coco (1 lata)
- Cebola roxa (1 xícara) picada
- Água (3 xícaras)
- Cenouras (5 xícaras), picadas
- Dentes de alho (3), picados
- Gengibre (2 colheres de sopa), descascado e picado
- Pimenta preta

Método de preparo:

1. Prepare a cebola, o alho, a cenoura e o gengibre. Coloque os vegetais em uma tigela e reserve.
2. Use uma panela grande e aqueça até que esteja bem quente. Adicione os vegetais e cozinhe por 5 minutos. Mexa com frequência. Nada deve ficar preso no fundo. Use algumas colheres de sopa de água para evitar que grude. Em fogo médio, aqueça uma panela grande por cerca de um minuto até que esteja quente. Adicione todos os vegetais da tigela e cozinhe por 5 minutos, mexendo sempre, para que nada grude no fundo da panela.
3. Leve a água para ferver e abaixe o fogo. Cozinhe com a panela tampada por 20 minutos. Se o nível da água estiver muito baixo, adicione mais. Desligue o fogo e acrescente sal e o leite de coco.

4. Deixe esfriar por 10 minutos. Mexa com frequ~encia para ajudar a esfriar. Bata em um liquidificador até ficar cremoso. Tempere com pimenta.

Sopa de lentilha e limão

Ingredientes:

- aipo (1 xícara) picada
- Cebola amarela (1 xícara) picado
- sal (1 colher de chá)
- Manjericão (2colheres de chá) desidratado
- Endro (1/2 colher de chá) desidratado
- Cúrcuma em pó(1/2 colher de chá)
- Nabos (2 xícaras) descascados e picados em cubos
- Espinafre(2 xícaras) picado
- Tomates(2 xícaras) picados
- Cenouras (1 xícara) Picadas
- Água (5 xícaras)
- Folha de loura(1)
- Lentilhas (1/2 xícara) cozidas
- Suco de limão (1 colher de sopa)
- Dentes de alho (3) amassados
- Raspas de limão(1 colher de chá)
- Orégano (1/2 colher de chá) desidratado
- Pimenta preta (6) voltas do moedor

Método de preparo:

1. Aqueça a panela em fogo médio por 2 minutos. Adicione a cenoura, a cebola, o alho, o aipo e o sal. Cozinhe por 5 minutos, mexendo sempre. Se necessário, adicione água para evitar grudar.

2. Adicione o manjericão, o endro, o orégano e a cúrcuma. Continue cozinhando por mais 30 segundos, mexendo sempre.

3. Adicione os tomates, os nabos, a folha de louro, o espinafre e a água e continue mexendo. Deixe ferver. Abaixe o fogo e cubra parcialmente a panela com a tampa. Cozinhe por cerca de 12 minutos. Adicione as lentilhas e cozinhe por mais 10 minutos. Os nabos devem ficar macios. Certifique-se de que eles não cozinhem demais.

4. Desligue o fogo e retire a folha de louro. Misture as raspas de limão, o suco de limão e a pimenta.

Arroz frito com abacaxi

Ingredientes:

- Pimentão vermelho (1 xícara), picado
- Castanha de caju(1/2 xícara), picados cruas
- Cebola roxa (3/4 xícara), picada
- Cenoura (1 xícara), cortada em cubos finos sem pele
- Abacaxi (3/4 xícara), picado em cubos de 1 cm
- Dentes de alho (2) amassados
- Gengibre (2colheres de chá), picados fino, ralado e descascado
- Talo de aipo (1), picado
- Cúrcuma em pó (1/2 colher de chá)
- Coentro em pó (½ colher de chá)
- Flocos de pimenta vermelha (1/4 colher de chá), desidratado
- Arroz integral (2 xícaras), cozido
- Smolho de soja/Tamari (2 colheres de sopa), baixo teor de sódio

- Coconut Aminos (molho de soja alternativo)(2 colheres de sopa)

Método de preparo:

1. Usando uma wok, aqueça em fogo médio por 2 minutos. Agora, adicione as castanhas de caju e asse por 3 minutos. Mexa enquanto cozinham. Elas devem estar ligeiramente douradas. Retire-as e reserve. Depois de esfriar, pique. Sirva com o arroz.
2. Adicione o pimentão vermelho, o abacaxi, a cebola, a cenoura e o aipo. Cozinhe por 5 minutos. Adicione os vegetais até que amoleçam mas ainda fiquem crocantes.
3. Adicione os flocos de pimenta vermelha, o gengibre, o alho, a cúrcuma em pó e o coentro em pó. Cozinhe mexendo por 4 minutos. O abacaxi deve começar a dourar.
4. Cozinhe seu arroz com o molho de soja e o coconut aminos, mexendo por 3 minutos. Aumente o fogo por 30 segundos.
5. Enfeite com as castanhas de caju e aproveite.

Mexido de arroz, camarão e vegetais-Frito

Ingredientes:

- Melaço (2 colheres de chá)
- Macarrão de arroz (225 g), seco
- Cogumelos (1 xícara), fatiados
- Caldo de vegetais caseiro (1 xícara)
- Vagens de ervilha (1 xícara)
- Manjericão (¼ de xícara), fresco e picado
- Camarão selvagem cru (450 g) grandes, limpos e descascados
- Gengibre (½ colher de chá), moído

- Sal marinho (1 ¼ colher de chá), dividido
- Óleo de gergelim (1 colher de sopa)
- Pimenta preta (¼ colher de chá)
- Vinagre de maçã (1 colher de sopa)
- Ghee (2 colheres de sopa), dividido
- Cenouras (1 xícara), raladas
- Sementes de gergelim (1 colher de sopa), torradas
- Cebolinhas (2) pequenas, picadas finas

Método de preparo:

1. Ferv uma panela de água. Adicione o macarrão de arroz e retire do fogo quando terminar. Deixe descansar por 5 minutos. Eles devem estar macios. Escorra e lave o macarrão com água fria. Reserve.
2. Enfeite com camarão, ½ colher de chá de sal marinho e ¼ colher de chá de pimenta.
3. Aqueça 1 colher de sopa de ghee em uma frigideira em fogo médio-alto. Refogue os camarões na frigideira. Quando estiverem firmes e rosados, retire do fogo – aproximadamente 5 a 10 minutos. Coloque o camarão em uma travessa.
4. Abaixe o fogo para médio. Adicione a sobra de 1 colher de sopa de ghee. Misture as cenouras, as vagens de ervilha, os cogumelos e a cebolinha. Por 2 a 3 minutos, refogue até ficar macio.
5. Em uma tigela, misture o caldo de vegetais, o melaço, o vinagre, o restante do sal marinho, o óleo de gergelim e o gengibre. Adicione o molho aos legumes na frigideira. Junte o camarão e o macarrão de arroz. Continue a cozinhar até aquecer.
6. Enfeite com sementes de gergelim e manjericão. Sirva quente ou frio.

Mexido de vegetais fritos de 10 minutos

Ingredientes:

- Cogumelos (1 xícara), fatiados
- Aipo (1 xícara), picado
- Cebola(1 xícara) fatiada
- Sal marinho (1/4 colher de chá)
- Repolho(2 xícaras), fatiado
- Pimenta preta em grãos (algumas voltas)

Método de preparo:

1. Aqueça a frigideira até que esteja bem quente.
2. Adicione as cebolas cozinhando por alguns minutos. Quando começar a grudar na frigideira e ficar marrom, misture 2 colheres de sopa de água. Mexa e continue a cozinhar. Adicione 2 colheres de sopa de água se elas começarem a grudar e dourar.
3. Cozinhe as cebolas por 6 ou 7 minutos, adicione água e mexa.
4. Adicione o repolho, os cogumelos, o sal marinho, o aipo e a pimenta do reino mexendo sempre.
5. Cozinhe por mais 4 ou 5 minutos, mexendo sempre até que os vegetais estejam como você gosta.
6. Pode ser consumido sozinho, servido como acompanhamento, ou como recheio de taco.

Salada Dijon com lentilha e funcho

Ingredientes:

- Abacate picado em cubos
- Raspas de limão (1/2 colher de chá)
- Lentilhas cozidas (2 ½ xícaras)
- Pimenta
- Sal
- Pistaches tostados
- Funcho (1/2 xícara), em fatias finas
- Menta (1/4 xícara), fresca e picada fina
- Suco de laranja (1/2 xícara), espremido na hora: 1 laranja é o bastante
- Coconut aminos (1 colher de sopa)
- Mostarda Dijon (1/2 colher de chá)
- Dentes de alho (2) picado e amassado

Método de preparo:

1. Uma xícara de lentilhas secas dá 2 ½ xícaras de lentilhas cozidas.
2. Lave as lentilhas secas e escorra. Coloque-as em uma panela com 2 de xícaras de água.
3. Ferva as lentilhas e abaixe o fogo para ferver.
4. Retire a tampa e cozinhe por 30 a 37 minutos ou até as lentilhas ficarem macias e toda água for absorvida.
5. Misture as lentilhas cozidas com o funcho, as raspas de limão, o alho, o suco de laranja, o hortelã, a mostarda Dijon e o coconut aminos.
6. Enfeite com abacate em cubos ou fatiado e pistache picado antes de servir.

Sopa nutritiva de osso de frango com macarrão de abobrinha

Ingredientes para o caldo de osso:

- Dentes de alho (6)
- Frango orgânico inteiro
- Raiz de gengibre (1 centímetro)
- Cebola (1)

Ingredientes para a sopa:

- Caldo de frango (4 a 6 xícaras) orgânico
- Óleo de coco (2 colheres de sopa)
- Cebola (1 a 2 xícaras), picadas
- Cenouras (1 a 2 xícaras), picadas
- Abobrinha (3 a 4), pequenas a médias
- Frango orgânico (2 xícaras), desfiado
- Dente de alho (2 a 3), picado e amassado
- Sal marinho do Himalaia

Método de preparo:

Caldo de osso:

1. Enxágue o frango e coloque na panela.
2. Encha a panela com água até quase 75 %. Adicione os vegetais e ervas.
3. Cozinhe em fogo médio-alto até espumar. Abaixe o fogo e deixe ferver enquanto coberto por 8 a 48 horas.
4. Deixe esfriar. Usando uma peneira, despeje o caldo em um frasco de vidro e guarde na geladeira.

Sopa:

1. Refogue a cebola com a cenoura no óleo de coco. As cebolas devem ficar macias.

2. Adicione o caldo de osso certifique-se de que esteja fervendo.
3. Transforme as abobrinhas em macarrão. Corte a abobrinha em tiras, como um macarrão normal de sua escolha. Usando um cortador à julienne.
4. Misture a abobrinha depois que as cenouras estiverem macias. Em seguida, cozinhe com ou sem tampa. Elas devem ficar macias. O tempo varia de acordo com o tamanho do macarrão de abobrinha.
5. Misture o frango e o alho picados. Ferva e desligue o fogo. Cubra e deixe descansar por 5 a 10 minutos.

Capítulo 4: receitas de jantar (8 receitas)

Mahi-Mahi com chalotas, limão e legumes

Ingredientes:

- Mahi-mahi (2 de 170 gramas), filés largos (cerca de 2,5 centímetros de espessura)
- Sal marinho (½ colher de chá)
- Limão (1 colher de sopa), suco fresco
- Pimenta preta (¼ colher de chá)
- Óleo de coco (1 colher de sopa)
- Limão (1 colher de chá), raspas da casca
- Tomilho (1 colher de sopa), cortado pequeno fresco
- Chalota (1), cortada pequena
- Manjericão (1 colher de sopa), cortado pequeno fresco
- Cenouras (½ xícara), à julienne
- Ervilha torta (½ xícara), à julienne
- Abobrinha (½ xícara), à julienne
- Limão (4), rodelas finas

Método de preparo:

1. Aqueça o forno a 205 graus Celsius.
2. Corte dois pedaços de 38 por 60 centímetros de papel manteiga e faça corações simétricos.
3. Misture em uma tigela o óleo de coco, manjericão, suco de limão, raspas de limão e tomilho. Mexa.
4. Faça camada de cada filé com metade da mistura de óleo de coco. Divida uniformemente as ervilhas, a cebola, as cenouras e as abobrinhas entre os filés. Enfeite com rodelas de limão.

5. Começando pelo topo do coração, dobre uma metade sobre a outra, cobrindo totalmente o peixe. Sele as bordas com dobras estreitas. Torça a extremidade para fixar.
6. Coloque os pacotes de papel vegetal em uma assadeira. Asse por 15 minutos. Transfira para os pratos, corte o papel vegetal e sirva.

Frango Piccata

Ingredientes:

- Peito de frango (450 g), limpo, livre de antibióticos e caipira
- Farinha de arroz (1/3 de xícara), marrom
- Sal (½ colher de chá)
- Pimenta preta (¼ colher de chá)
- Ghee (¼ colher de xícara), orgânico
- Chalotas (2), picadas
- Limão (3 colheres de sopa), suco fresco
- Alcaparras (2 colheres de sopa)
- Caldo de galinha (¾ de xícara)
- Para enfeitar: rodelas de limão

Método de preparo:

1. Coloque os peitos de frango entre duas folhas de papel vegetal e uma única camada. Bata até cerca de 1 cm de espessura.
2. Misture a farinha de arroz, a pimenta e o sal em uma tigela.
3. Mergulhe os peitos de frango na mistura de farinha, cobrindo uniformemente de cada lado.

4. Aqueça o ghee em uma frigideira em temperatura média por 2 a 3 minutos.

5. Aumente o fogo para médio-alto e coloque a metade dos frangos em uma única camada, não deixe aglomerar. Cozinhe por 4 a 5 minutos de cada lado, até que a carne esteja levemente dourada; retire e reserve. Cozinhe os pedaços de frango restantes da mesma maneira. Remova-os e coloque ao lado da primeira porção.

6. Adicione as chalotas à frigideira e refogue por 2 minutos.

7. Adicione o caldo de frango, o suco de limão, as alcaparras e os pedaços de frango à frigideira. Cozinhe por 5 minutos até o molho engrossar.

8. Transfira a piccata de frango para um prato e enfeite com rodelas de limão. Sirva,

Hambúrguer probiótico super alimento

Ingredientes:

- Carne moída (600 g), alimentada com capim
- Mostarda (¼ xícara), orgânica
- Chucrute (½ xícara), escorrido e orgânico
- Cabeça de alface (1/2), orgânica
- Agrião (1/2 xícara)
- Cebola (1/2) branca orgânica, fatiada
- Sal marinho do Himalaia

Método de preparo

1. Aqueça a grelha em fogo médio-alto. Faça hambúrgueres de dois centímetros de espessura com a carne moída. Tempere-os com sal.

2. Cozinhe os hambúrgueres até o ponto desejado.

3. Use as folhas de alface como "pãezinhos de sanduíche".
   Coloque os hambúrgueres, o agrião, a cebola, o chucrute e
   a mostarda nos pães.

Chili-Tofu assado com lima

Ingredientes:

- Tofu (1 pacote) extra firme, embalado com água
- Suco de lima, (1/4 xícara)
- Pimenta vermelha em pó (2 colheres de chá)
- Páprica em pó defumada (2 colheres de chá)
- Sal (3/4 colher de sopa)
- Pimenta preta (6) voltas

Método de preparo:

1. Retire o tofu da embalagem e enxágue com água. Em
   seguida, esprema todo o líquido extra do tofu.
2. Aqueça o forno a 190° C.
3. Coloque o tofu em uma tábua de cortar. Corte cubos de 2
   cm e coloque em uma tigela. Adicione a pimenta em pó, a
   páprica defumada, o sal, o suco de lima e a pimenta à
   tigela, mexendo delicadamente. Use uma espátula flexível
   para cobrir o tofu.
4. Forre a assadeira com um tapete de silicone ou papel
   vegetal. Coloque o tofu em uma única camada. Asse por 15
   minutos. Vire e asse o outro lado por mais 15 a 20 minutos
   até que o tofu esteja crocante nas bordas. Verifique se
   está dourado

Sopa calmante de feijão Mung com cúrcuma

Ingredientes:

- Ingredientes para a panela instantânea
- Cebola roxa (1/4 xícara), picada
- Dentes de alho (2 grandes), amassados
- Gengibre (1 colher de sopa), descascado e picado
- Cebolinha (1/4 xícara, picada
- Tomate (1), médio e picado
- Talos de aipo (2), picados
- Alho-poró (3) pequenos ou (1) grande
- Cenouras (1), grande e picada
- Repolho roxo (2 xícaras), picados
- Feijão Mung (1/2 xícara), inteiro, verde seco, enxaguado
- Cúrcuma em pó (1 colher de chá)
- Sal (1/2 colher de chá)
- Água (3 xícaras)
- Salsinha (1/4 xícara), fresca e picada
- Vinagre de ameixa (2 colheres de chá)

Método de preparo:

Instruções para a panela instantânea

1. Quando tudo estiver pronto, pressione refogar na panela instantânea e deixe a panela interna aquecer por 2 minutos. Adicione o gengibre, o alho, o alho-poró, a cebolinha, o repolho roxo, a cebola, o tomate, o feijão mungo, o aipo, a cenoura, a cúrcuma e o sal
2. Refogue por 5 minutos, mexendo sempre. Se começarem a grudar no fundo da panela, adicione um pouco de água. Deligue e adicione água. Mexa mais uma vez. Trave a tampa no lugar, certificando-se de que o bico esteja na posição de vedação.

3. Programe o cronômetro para 15 minutos usando o manual. Quando o cronômetro desligar, use o método de liberação manual. Certifique-se de que toda a pressão foi liberada. Só então retire a tampa e adicione a salsinha e o vinagre de ameixa.

Feijão verde balsâmico com cogumelo e coco

Ingredientes:

- Vinagre balsâmico (1 colher de sopa)
- Feijão verde (3 xícaras), cortado ao meio
- Molho de soja (2 colheres de chá)
- Pimenta branca
- Cogumelos (3 xícaras), fatiados
- Alho (8) dentes, amassados
- Sal

Método de preparo:

1. Aqueça a frigideira ou wok em fogo médio por 2 minutos até ficar bem quente. Adicione o feijão verde e cozinhe por 4 minutos
2. Coloque os cogumelos, o molho de soja e o alho e cozinhe por 5 minutos.
3. Em seguida, cozinhe em vinagre balsâmico por mais 3 minutos. Mexa ocasionalmente para que os ingredientes estejam bem misturados e o vinagre cubra os grãos.
4. Em seguida, tempere com sal e pimenta branca.

Bolo de carne vegano

Ingredientes:

Molho

- Pasta de tomate (1/3 xícara)
- Xarope de bordo (2 colheres de sopa), 100% puro
- Mostarda (2 colheres de sopa), amarela
- Água (2 colheres de sopa)
- Cebola em pó (1/2 colher de chá)
- Páprica defumada (1/2 colher de chá)

Bolo de carne

- Água (1 xícara)
- Aveia em flocos finos (1/2 xícara) crua, enxaguada e drenada
- Molho inglês (2 colheres de sopa), vegano
- Pasta de tomate (2 colheres de sopa)
- Pão de grãos germinados (5), fatiados e tostados
- Cogumelos (4 xícaras), fatiados
- Feijão Pinto (1/2 lata), escorrido e bem enxaguado
- Pecãs (3/4 xícara), picadas
- Cebola (1/2 xícara), amarela e em cubos
- Sementes de linho (1 colheres de sopa, moídas
- Páprica defumada (1/2 colher de sopa
- Alho (2 colheres de chá), granulado
- Sal (1 ½ colher de chá)
- Pimenta preta moída (10), voltas
- Leite (1/4 xícara), sem açúcar e não lácteo

Método de preparo:

1. Aqueça o forno a 180° C. Corte um pedaço de papel vegetal para o fundo e também para as laterais de uma forma de pão de 12 x 22 cm .
2. Coloque todos os ingredientes do molho em uma tigela e bata suavemente. Reserve.
3. Em uma panela, misture a aveia, o molho inglês, a água e a pasta de tomate. Leve para ferver. Reduza o fogo e tampe a panela. Cozinhe em fogo baixo por 15 minutos, mexendo ocasionalmente. Certifique-se de que não grude. Após 15 minutos, retire a tampa e deixe esfriar.
4. Torre o pão, rasgue-o em pedaços e coloque-o no processador de alimentos. Comece a processar em migalhas macias. Transfira as migalhas para uma tigela.
5. Em um processador de alimentos vazio, coloque o feijão, os cogumelos, a cebola, as nozes, a páprica defumada, as sementes de linho moídas, o sal, o alho e a pimenta e processe por 10 segundos.
6. Misture na tigela que tem a farinha de pão, o leite não lácteo e a mistura de aveia. Misture muito bem.
7. Coloque a mistura inteira em uma forma de pão forrada e pressione um pouco com uma colher. Espalhe uniformemente o molho feito anteriormente em todo o pão. Asse por 65 minutos.
8. Deixe esfriar por 15 minutos. Quando esfriar, retire o bolo de carne da assadeira pelo papel vegetal ef coloque em uma tábua de cortar. Deixe esfriar por mais 10 minutos. Corte-o em fatias.

Capítulo 5: Receitas de sobremesas
(8 receitas)

Sementes de girassol torradas Tamari

Ingredientes:

- Sementes de girassol (1 xícara), cruas
- Tamari (2 colheres de sopa), com baixo teor de sódio

Método de preparo

1. Aqueça a frigideira em fogo médio por 10 minutos.
2. Coloque as sementes de girassol em uma frigideira, espalhando-as em uma única camada. Cozinhe por 5 minutos, mexendo sempre.
3. Despeje uniformemente o molho de soja sobre as sementes. Mexa e cozinhe por mais 2 minutos. Parte do molho de soja pode grudar na frigideira. Tudo bem, apenas continue mexendo as sementes.
4. Desligue o fogo, transfira as sementes para um prato e deixe esfriar. Guarde em frasco de vidro na geladeira até a hora de usar.

Pudim de chocolate e chia, com manteiga d eamêndoas

Ingredientes:

- Sementes de chia (1/2 xícara)
- Tâmaras (5), grandes, sem sementes e de molho em água quente por 10 minutos
- Xarope de bordo (3 colheres de sopa), 100% puro
- Leite (1 3/4 xícaras), não adoçado, não lácteo
- Leite de amêndoas (2 colheres de sopa)
- Cacau em pó (1 1/2 colher de sopa)
- Fatias de morangos frescos, amêndoas torradas e picadas e coco torrado para a cobertura.

Método de preparo:

1. Retire as tâmaras e coloque-as em uma tigela refratária. Despeje água fervente por cima e reserve por 10 minutos.
2. Coloque o leite não lácteo no liquidificador juto com a manteiga de amêndoa, o cacau em pó e o xarope de bordo. Reserve para mais tarde.
3. Depois que as tâmaras estiverem demolhadas, jogue for a a água e coloque-as no liquidificador. Bata até adiquirir uma textura super cremosa e macia.
4. Transfira a mistura combinada para uma tigela e as sementes de chia. Bata bem e deixe descansar por 10 minutos.
5. Após 10 minutos, bata de modo que não haja nenhum aglomerado de sementes de chia. Transfira para um recipiente de vidro com tampa Guarde na geladeira durante a noite ou pelo menos 4 horas.

6. Coloque o coco torrado, as fatias de morango e as amêndoas torradas picadas por cima para servir.

Vitamina de chocolate e cereja

Ingredientes:

- Leite (2 xícaras), não lácteo e sem açúcar
- Cerejas (1 1/2 xícaras) congeladas
- Couve (1 xícara), embalada
- Bananas (2), muito maduras, congeladas e sem casca sem casca
- Cacau em pó (2 colheres de sopa)
- Linho (1 colher de sopa), moído
- Extrato de amêndoa (1 colheres de sopa)

Método de preparo:

1. Coloque todos os ingredientes no liquidificador e bata para obter uma textura super cremosa.

Pipoca para um intestino saudável

Ingredientes:

- Alho (1/4 colheres de sopa), granulado ou em pó
- Levedura nutricional (1/4 xícara)
- Aminos líquido Braggs em um frasco de spray
- Milho de pipoca(1/2 xícara), não estourado
- Páprica (1/4 colher de chá), defumada
- Nozes (1 colher de sopa), cruas

Método de preparo:

1. Coloque a levedura nutricional, o alho granulado, as nozes e a páprica defumada no liquidificador. Em seguida, bata uma vez até que os pedaços de noz estejam misturados. Transfira para uma tigela e reserve para depois.
2. Estoure os grãos da pipoca em um poper de ar quente e, em seguida, colocar a pipoca em uma tigela.
3. Borrife o aminos líquido na pipoca, mexendo para cobrir todas as pipocas. Separe em duas tigelas de mistura se uma for pequena. Deixe todas bem revestidas para permitir que o tempero grude.
4. Polvilhe a pipoca com a mistura de temperos que foi reservada. Misture delicadamente até que esteja uniformemente misturado.

Suco de aipo rejuvenescedor

Ingredientes:

- Aipo (1 a 2), orgânicos

Método de preparação:

1. Usando um espremedor, faça o suco do aipo. Beba como um lanche, café da manhã favorito ou suco.

Chá de gengibre e olmo

Ingredientes:

- Raiz de gengibre (1 colher de chá), fresco
- Olmo em pó (1 colher de chá)
- Água (2 xícaras), purificada

Método de preparo:

1. Rale a raiz de gengibre fresco em uma xícara de chá.
2. Na panela, despeje duas xícaras de água e deixe ferver.
3. Coe o gengibre da xícara.
4. Junte o pó de olmo até que dissolva.

Vitamina para a cura do intestino

Ingredientes:

- Leite de amêndoas (1 xícara), puro
- Colágeno em pó (2 colheres de sopa), alimentado com grama
- Óleo de coco (1 colher de sopa), extra-virgem
- Pó probiótico (½ colher de chá)
- Alcaçuz deglicirrizinado (1 colher de chá) (dgl)
- Carnosina de zinco (1 colher de chá)
- L-glutamina em pó (1 colher de sopa)
- Couve (2 xícaras) picada
- Frutas vermelhas orgânicas (½ xícara), congeladas

Método de preparo:

1. Combine todos os ingredientes em seu liquidificador.
2. Bata até ficar homogêneo.
3. Beba e aproveite.

Leite de cúrcuma anti-inflamatório

Ingredientes:

- Gengibre em pó (¼ colher de chá)
- Mel (1 colher de chá) cru
- Leite de coco (2 xícaras) simples
- Pitada de pimenta-do-reino
- Cúrcuma (2 colher de chá)
- Canela (½ colher de chá)

Método de preparo:

1. bata todos os ingredientes no liquidificador.
2. Despeje em uma panela e aqueça por 3-5 minutos em fogo médio. Quando pronto deve estar quente.

Conclusão

Obrigado por chegar ao fim de *A dieta completa do intestino*. Espero que tenha sido informativo e que proporcione a você todas as ferramentas que são necessárias para que possa atingir suas metas, sejam elas quais forem.

Como em todos os livros de dieta, há um pouco de informação para ajudar a entender como pode ser melhorado seu estilo de vida e também informações sobre porque esta é a melhor dieta para você. Existem mil e uma dietas no mundo e saber qual delas é a melhor para você pode ser difícil. Mas, considero que o conhecimento que está procurando adquirir vai desempenhar um grande papel em qual dieta você precisa usar. Se sofre de intestino gotejante ou outras desordens intestinais, então este livro pode ser o ponto de partida onde poderá enquadrar um novo estilo de vida e hábitos alimentares. Espero que ache todas as receitas deliciosas e se divirta fazendo-as.